Mein
Neues ICH
Gesundheits -
Planer

Dieses Journal gehört:

____

Meine Ziele für dieses Jahr:

Hauptziel: Mache es erreichbar und zerlege es in viele kleinere Ziele.

____

____

____

____

Herausforderungen: Notiere dir die Herausforderungen, mit denen du möglicherweise zu kämpfen hast, und plane anschließend, wie du mit ihnen umgehen kannst.

____

____

____

____

Ziel erreicht / verfehlt - Gründe warum:_Sei ehrlich mit dir und schreibe deine Gründe auf. Sie können ein vertrautes Muster darstellen und so kannst du es überwinden.

____

____

____

____

Notizen

Notizen

To Do List

✓	Gesunde Aktionen und neue Gewohnheiten

To Do List

✓	Gesunde Aktionen und neue Gewohnheiten

ärztliche Checkups

	Checkup
	jährliche körperliche Untersuchung
	Zahnarzt
	Mammographie
	Augenarzt
	Fachärzte

*Es ist eine Pflicht, den Körper gesund zu halten,
sonst können wir unseren Geist nicht stark und klar
halten.*

Buddha

Selbst - Fürsorge

Notizen

Januar 2020

Mo	Di	Mi	Do	Fr	Sa	So
		1	2	3	4	5
6	7	8	9	10	11	12
13	14	15	16	17	18	19
20	21	22	23	24	25	26
27	28	29	30	31		

MERKEN:

____

____

____

Termine

DATUM: Uhrzeit: M D M D F S S

30 Tage Wasser Challenge

Tag 1

Tag 2

Tag 3

Tag 4

Tag 5

Tag 6

Tag 7

Tag 8

Tag 9

Tag 10

Tag 11

Tag 12

Tag 13

Tag 14

Tag 15

Tag 16

Tag 17

Tag 18

Tag 19

Tag 20

Tag 21

Tag 22

Tag 23

Tag 24

Tag 25

Tag 26

Tag 27

Tag 28

Tag 29

Tag 30

Was koche ich?

Was koche ich?

Übungs - Plan

Woche	Übungs - Art	Dauer

Monatliche Fitness Ziele:

Hauptziel:

____

____

____

____

Herausforderungen

____

____

____

____

Ziel erreicht / verfehlt - Gründe warum

____

____

____

____

Notizen:

____

____

____

____

Wochen - Plan

Montag

Dienstag

Mittwoch

Donnerstag

Freitag

Samstag

Sonntag

Mein Gewinn ★

Wochen - Plan

Montag

Dienstag

Mittwoch

Donnerstag

Freitag

Samstag

Sonntag

Mein Gewinn ★

Wochen - Plan

Montag

____

____

____

____

Dienstag

____

____

____

____

Mittwoch

____

____

____

____

Donnerstag

____

____

____

____

Freitag

____

____

____

____

Samstag

____

____

____

____

Sonntag

____

____

____

____

Mein Gewinn ★

Wochen - Plan

Montag

____

____

____

____

Dienstag

____

____

____

____

Mittwoch

____

____

____

____

Donnerstag

____

____

____

____

Freitag

____

____

____

____

Samstag

____

____

____

____

Sonntag

____

____

____

Mein Gewinn ★

Wochen - Plan

Montag

____

____

____

____

Dienstag

____

____

____

____

Mittwoch

____

____

____

Donnerstag

____

____

____

Freitag

____

____

____

Samstag

____

____

____

Sonntag

____

____

____

Mein Gewinn ★

To Do List

To Do's

- ☐ ___________________
- ☐ ___________________
- ☐ ___________________
- ☐ ___________________
- ☐ ___________________
- ☐ ___________________
- ☐ ___________________
- ☐ ___________________
- ☐ ___________________
- ☐ ___________________
- ☐ ___________________
- ☐ ___________________
- ☐ ___________________

To Do's

- ☐ ___________________
- ☐ ___________________
- ☐ ___________________
- ☐ ___________________
- ☐ ___________________
- ☐ ___________________
- ☐ ___________________
- ☐ ___________________
- ☐ ___________________
- ☐ ___________________
- ☐ ___________________
- ☐ ___________________
- ☐ ___________________

Gewichtsverlust Tracker

MONAT: _______________________

	Gewicht	+/-	Total		Gewicht	+/-	Total
1				16			
2				17			
3				18			
4				19			
5				20			
6				21			
7				22			
8				23			
9				24			
10				25			
11				26			
12				27			
13				28			
14				29			
15				30			
				31			

Meine Werte

DATUM: ______________________

BMI : ______________________

Taille: ______________________

Hüfte: ______________________

Oberschenkel______________________
____

Brust: ______________________

Woche 1	Woche 2	Woche 3	Woche 4

NOTIZEN:

____

____

____

____

____

Notizen

Es gibt tausend Krankheiten, aber nur eine Gesundheit.

Carl Ludwig Börne

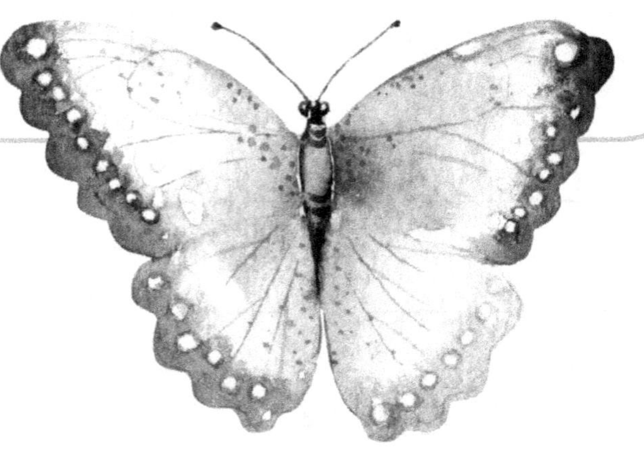

Selbst - Fürsorge

Notizen

Februar 2020

Mo	Di	Mi	Do	Fr	Sa	So
					1	2
3	4	5	6	7	8	9
10	11	12	13	14	15	16
17	18	19	20	21	22	23
24	25	26	27	28	29	

MERKEN!

____

____

____

Termine

DATUM: Uhrzeit: M   D   M   D   F   S   S

30 Tage Wasser Challenge

Tag 1	Tag 16
Tag 2	Tag 17
Tag 3	Tag 18
Tag 4	Tag 19
Tag 5	Tag 20
Tag 6	Tag 21
Tag 7	Tag 22
Tag 8	Tag 23
Tag 9	Tag 24
Tag 10	Tag 25
Tag 11	Tag 26
Tag 12	Tag 27
Tag 13	Tag 28
Tag 14	Tag 29
Tag 15	Tag 30

Was koche ich?

Was koche ich?

Übungs - Plan

Woche	Übungs - Art	Dauer

Wochen - Plan

Montag

Dienstag

Mittwoch

Donnerstag

Freitag

Samstag

Sonntag

Mein Gewinn ★

Wochen - Plan

Montag

____

____

____

____

Dienstag

____

____

____

____

Mittwoch

____

____

____

____

Donnerstag

____

____

____

____

Freitag

____

____

____

____

Samstag

____

____

____

____

Sonntag

____

____

____

____

Mein Gewinn ★

Wochen - Plan

Montag

____

____

____

____

Dienstag

____

____

____

____

Mittwoch

____

____

____

____

Donnerstag

____

____

____

____

Freitag

____

____

____

____

Samstag

____

____

____

____

Sonntag

____

____

____

____

Mein Gewinn ★

Wochen - Plan

Montag

Dienstag

Mittwoch

Donnerstag

Freitag

Samstag

Sonntag

Mein Gewinn ★

Wochen - Plan

Montag

____

____

____

____

Dienstag

____

____

____

____

Mittwoch

____

____

____

____

Donnerstag

____

____

____

____

Freitag

____

____

____

____

Samstag

____

____

____

____

Sonntag

____

____

____

____

Mein Gewinn ★

To Do List

To Do's

☐ ___________

☐ ___________

☐ ___________

☐ ___________

☐ ___________

☐ ___________

☐ ___________

☐ ___________

☐ ___________

☐ ___________

☐ ___________

☐ ___________

To Do's

☐ ___________

☐ ___________

☐ ___________

☐ ___________

☐ ___________

☐ ___________

☐ ___________

☐ ___________

☐ ___________

☐ ___________

☐ ___________

☐ ___________

Gewichtsverlust Tracker

	Gewicht	+/-	Total
1			
2			
3			
4			
5			
6			
7			
8			
9			
10			
11			
12			
13			
14			
15			

	Gewicht	+/-	Total
16			
17			
18			
19			
20			
21			
22			
23			
24			
25			
26			
27			
28			
29			
30			
31			

Meine Werte

DATUM: _______________________

BMI : _____________________

Taille: __________________

Hüfte: ____________________

Oberschenkel_________________

____

Brust: ___________________

Woche 1	Woche 2	Woche 3	Woche 4

NOTIZEN:

____

____

____

____

____

____

Notizen

Unsere Nahrung sollte unsere Medizin sein und
unsere Medizin sollte unsere Nahrung sein.

Hippokrates

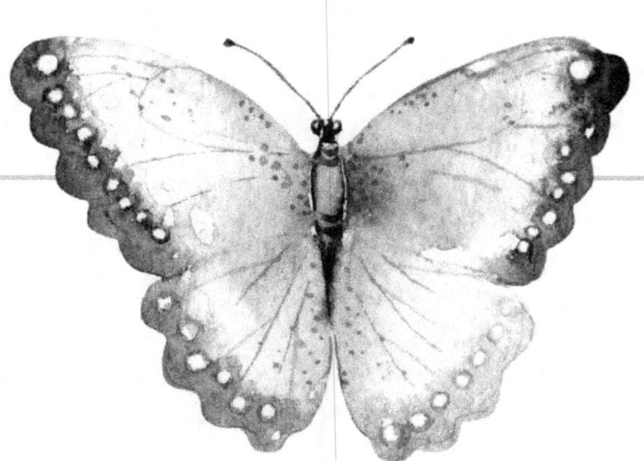

Selbst - Fürsorge

Notizen

März 2020

Mo	Di	Mi	Do	Fr	Sa	So
						1
2	3	4	5	6	7	8
9	10	11	12	13	14	15
16	17	18	19	20	21	22
23	24	25	26	27	28	29
30	31					

Nicht vergessen!

____

____

____

Termine

DATUM: Uhrzeit: M   D   M   D   F   S   S

30 Tage Wasser Challenge

Tag 1	Tag 16
Tag 2	Tag 17
Tag 3	Tag 18
Tag 4	Tag 19
Tag 5	Tag 20
Tag 6	Tag 21
Tag 7	Tag 22
Tag 8	Tag 23
Tag 9	Tag 24
Tag 10	Tag 25
Tag 11	Tag 26
Tag 12	Tag 27
Tag 13	Tag 28
Tag 14	Tag 29
Tag 15	Tag 30

Was koche ich?

Was koche ich?

Übungs - Plan

Woche	Übungs - Art	Dauer

Monatliche Fitness Ziele:

Hauptziel:

____
____
____
____

Herausforderungen

____
____
____
____

Ziel erreicht / verfehlt - Gründe warum

____
____
____
____

Notizen:

____
____
____
____

Wochen - Plan

Montag

____

____

____

____

Dienstag

____

____

____

____

Mittwoch

____

____

____

____

Donnerstag

____

____

____

____

Freitag

____

____

____

____

Samstag

____

____

____

____

Sonntag

____

____

____

____

Mein Gewinn ★

Wochen - Plan

Montag

Dienstag

Mittwoch

Donnerstag

Freitag

Samstag

Sonntag

Mein Gewinn ★

Wochen - Plan

Montag

Dienstag

Mittwoch

Donnerstag

Freitag

Samstag

Sonntag

Mein Gewinn ★

Wochen - Plan

Montag

Dienstag

Mittwoch

Donnerstag

Freitag

Samstag

Sonntag

Mein Gewinn ★

Wochen - Plan

Montag

Dienstag

Mittwoch

Donnerstag

Freitag

Samstag

Sonntag

Mein Gewinn ★

To Do List

To Do's

- ☐ _______________
- ☐ _______________
- ☐ _______________
- ☐ _______________
- ☐ _______________
- ☐ _______________
- ☐ _______________
- ☐ _______________
- ☐ _______________
- ☐ _______________
- ☐ _______________
- ☐ _______________

To Do's

- ☐ _______________
- ☐ _______________
- ☐ _______________
- ☐ _______________
- ☐ _______________
- ☐ _______________
- ☐ _______________
- ☐ _______________
- ☐ _______________
- ☐ _______________
- ☐ _______________
- ☐ _______________

Gewichtsverlust Tracker

MONAT: _______________________

	Gewicht	+/-	Total
1			
2			
3			
4			
5			
6			
7			
8			
9			
10			
11			
12			
13			
14			
15			

	Gewicht	+/-	Total
16			
17			
18			
19			
20			
21			
22			
23			
24			
25			
26			
27			
28			
29			
30			
31			

Meine Werte

DATUM: _________________________

BMI : _________________________

Taille: _________________________

Hüfte: _________________________

Oberschenkel_________________________
____

Brust: _________________________

Woche 1	Woche 2	Woche 3	Woche 4

NOTIZEN:

____

____

____

____

____

____

____

Notizen

Wer glaubt, keine Zeit für seine Gesundheit zu haben, wird früher oder später Zeit zum Kranksein haben müssen.

Sprichwort aus China

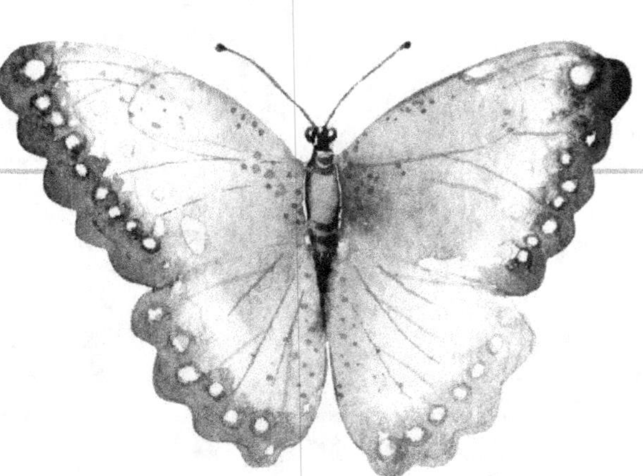

Selbst - Fürsorge

Notizen

____
____
____
____
____
____

____
____
____
____
____

____
____
____
____
____
____

April 2020

Mo	Di	Mi	Do	Fr	Sa	So
		1	2	3	4	5
6	7	8	9	10	11	12
13	14	15	16	17	18	19
20	21	22	23	24	25	26
27	28	29	30			

Nicht vergessen!

____

____

____

Termine

DATUM: Uhrzeit: M D M D F S S

30 Tage Wasser Challenge

Tag 1	Tag 16
Tag 2	Tag 17
Tag 3	Tag 18
Tag 4	Tag 19
Tag 5	Tag 20
Tag 6	Tag 21
Tag 7	Tag 22
Tag 8	Tag 23
Tag 9	Tag 24
Tag 10	Tag 25
Tag 11	Tag 26
Tag 12	Tag 27
Tag 13	Tag 28
Tag 14	Tag 29
Tag 15	Tag 30

Was koche ich?

Was koche ich?

Übungs - Plan

Woche	Übungs - Art	Dauer

Monatliche Fitness Ziele:

Hauptziel:

____
____
____
____

Herausforderungen

____
____
____
____

Ziel erreicht / verfehlt - Gründe warum

____
____
____

Notizen:

____
____
____
____

Wochen - Plan

Montag

____

____

____

____

Dienstag

____

____

____

____

Mittwoch

____

____

____

____

Donnerstag

____

____

____

____

Freitag

____

____

____

____

Samstag

____

____

____

____

Sonntag

____

____

____

____

Mein Gewinn ★

Wochen - Plan

Montag

____
____
____
____

Dienstag

____
____
____
____

Mittwoch

____
____
____
____

Donnerstag

____
____
____
____

Freitag

____
____
____
____

Samstag

____
____
____
____

Sonntag

____
____
____
____

Mein Gewinn ★

Wochen - Plan

Montag

____

____

____

____

Dienstag

____

____

____

____

Mittwoch

____

____

____

____

Donnerstag

____

____

____

____

Freitag

____

____

____

____

Samstag

____

____

____

____

Sonntag

____

____

____

____

Mein Gewinn ★

Wochen - Plan

Montag

____
____
____
____

Dienstag

____
____
____
____

Mittwoch

____
____
____
____

Donnerstag

____
____
____
____

Freitag

____
____
____
____

Samstag

____
____
____
____

Sonntag

____
____
____

Mein Gewinn ★

Wochen - Plan

Montag

Dienstag

Mittwoch

Donnerstag

Freitag

Samstag

Sonntag

Mein Gewinn ★

To Do List

To Do's

- ☐ _______________
- ☐ _______________
- ☐ _______________
- ☐ _______________
- ☐ _______________
- ☐ _______________
- ☐ _______________
- ☐ _______________
- ☐ _______________
- ☐ _______________
- ☐ _______________
- ☐ _______________

To Do's

- ☐ _______________
- ☐ _______________
- ☐ _______________
- ☐ _______________
- ☐ _______________
- ☐ _______________
- ☐ _______________
- ☐ _______________
- ☐ _______________
- ☐ _______________
- ☐ _______________
- ☐ _______________

Gewichtsverlust Tracker

MONAT: ______________________

	Gewicht	+/-	Total		Gewicht	+/-	Total
1				16			
2				17			
3				18			
4				19			
5				20			
6				21			
7				22			
8				23			
9				24			
10				25			
11				26			
12				27			
13				28			
14				29			
15				30			
				31			

Meine Werte

DATUM: ________________________

BMI : ________________________

Taille: ________________________

Hüfte: ________________________

Oberschenkel________________________
____

Brust: ________________________

Woche 1	Woche 2	Woche 3	Woche 4

NOTIZEN:

____

____

____

____

____

Notizen

Reichtum ist viel. Zufriedenheit ist mehr. Gesundheit ist alles!

Spruch aus Asien

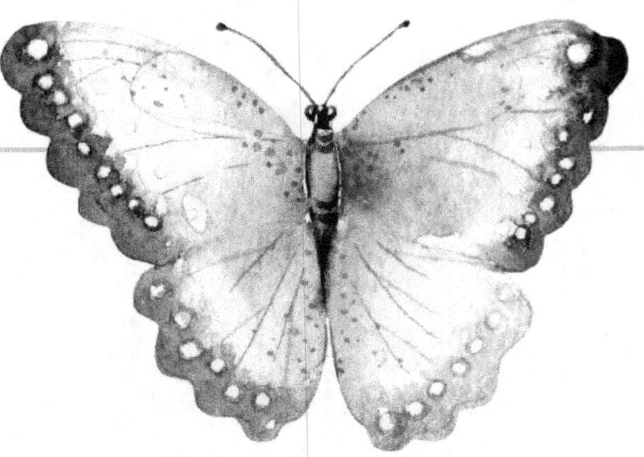

Selbst - Fürsorge

Notizen

Mai 2020

Mo	Di	Mi	Do	Fr	Sa	So
				1	2	3
4	5	6	7	8	9	10
11	12	13	14	15	16	17
18	19	20	21	22	23	24
25	26	27	28	29	30	31

Nicht vergessen!

____

____

____

Termine

DATUM: Uhrzeit: M D M D F S S

30 Tage Wasser Challenge

Tag 1

Tag 2

Tag 3

Tag 4

Tag 5

Tag 6

Tag 7

Tag 8

Tag 9

Tag 10

Tag 11

Tag 12

Tag 13

Tag 14

Tag 15

Tag 16

Tag 17

Tag 18

Tag 19

Tag 20

Tag 21

Tag 22

Tag 23

Tag 24

Tag 25

Tag 26

Tag 27

Tag 28

Tag 29

Tag 30

Was koche ich?

Was koche ich?

Übungs - Plan

Woche	Übungs - Art	Dauer

Monatliche Fitness Ziele:

Hauptziel:

____

____

____

____

Herausforderungen

____

____

____

____

Ziel erreicht / verfehlt - Gründe warum

____

____

____

____

Notizen:

____

____

____

____

Wochen - Plan

Montag

____
____
____
____

Dienstag

____
____
____
____

Mittwoch

____
____
____
____

Donnerstag

____
____
____
____

Freitag

____
____
____

Samstag

____
____
____

Sonntag

____
____
____
____

Mein Gewinn ★

Wochen - Plan

Montag	Dienstag
Mittwoch	Donnerstag
Freitag	Samstag
Sonntag	*Mein Gewinn* ★

Wochen - Plan

Montag

Dienstag

Mittwoch

Donnerstag

Freitag

Samstag

Sonntag

Mein Gewinn ★

Wochen - Plan

Montag

____
____
____
____

Dienstag

____
____
____
____

Mittwoch

____
____
____
____

Donnerstag

____
____
____
____

Freitag

____
____
____
____

Samstag

____
____
____
____

Sonntag

____
____
____
____

Mein Gewinn ★

Wochen - Plan

Montag

Dienstag

Mittwoch

Donnerstag

Freitag

Samstag

Sonntag

Mein Gewinn ★

To Do List

To Do's

☐ _______________

☐ _______________

☐ _______________

☐ _______________

☐ _______________

☐ _______________

☐ _______________

☐ _______________

☐ _______________

☐ _______________

☐ _______________

☐ _______________

To Do's

☐ _______________

☐ _______________

☐ _______________

☐ _______________

☐ _______________

☐ _______________

☐ _______________

☐ _______________

☐ _______________

☐ _______________

☐ _______________

☐ _______________

Gewichtsverlust Tracker

	Gewicht	+/-	Total		Gewicht	+/-	Total
1				16			
2				17			
3				18			
4				19			
5				20			
6				21			
7				22			
8				23			
9				24			
10				25			
11				26			
12				27			
13				28			
14				29			
15				30			
				31			

Meine Werte

DATUM: ________________________

BMI : ____________________

Taille: __________________

Hüfte: __________________

Oberschenkel________________
____

Brust: __________________

Woche 1	Woche 2	Woche 3	Woche 4

NOTIZEN:

____

____

____

____

____

____

Notizen

Gesundheit ist nicht alles, aber ohne Gesundheit ist alles nichts.

Arthur Schopenhauer

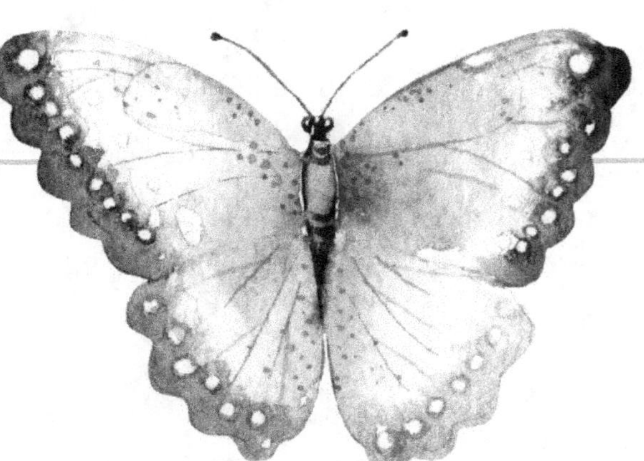

Selbst - Fürsorge

Notizen

Juni 2020

Mo	Di	Mi	Do	Fr	Sa	So
1	2	3	4	5	6	7
8	9	10	11	12	13	14
15	16	17	18	19	20	21
22	23	24	25	26	27	28
29	30					

Nicht vergessen!

____

____

Termine

DATUM: Uhrzeit: M D M D F S S

30 Tage Wasser Challenge

Tag 1		Tag 16
Tag 2		Tag 17
Tag 3		Tag 18
Tag 4		Tag 19
Tag 5		Tag 20
Tag 6		Tag 21
Tag 7		Tag 22
Tag 8		Tag 23
Tag 9		Tag 24
Tag 10		Tag 25
Tag 11		Tag 26
Tag 12		Tag 27
Tag 13		Tag 28
Tag 14		Tag 29
Tag 15		Tag 30

Was koche ich?

Was koche ich?

Übungs - Plan

Woche	Übungs - Art	Dauer

Monatliche Fitness Ziele:

Hauptziel:

____
____
____
____

Herausforderungen

____
____
____
____

Ziel erreicht / verfehlt - Gründe warum

____
____
____
____

Notizen:

____
____
____
____

Wochen - Plan

Montag

____

____

____

Dienstag

____

____

____

Mittwoch

____

____

____

Donnerstag

____

____

____

Freitag

____

____

____

Samstag

____

____

____

Sonntag

____

____

____

Mein Gewinn ★

Wochen - Plan

Montag

____

____

____

____

Dienstag

____

____

____

____

Mittwoch

____

____

____

____

Donnerstag

____

____

____

____

Freitag

____

____

____

____

Samstag

____

____

____

____

Sonntag

____

____

____

Mein Gewinn ★

Wochen - Plan

Montag

____

____

____

____

Dienstag

____

____

____

____

Mittwoch

____

____

____

____

Donnerstag

____

____

____

____

Freitag

____

____

____

____

Samstag

____

____

____

____

Sonntag

____

____

____

____

Mein Gewinn ★

Wochen - Plan

Montag

Dienstag

Mittwoch

Donnerstag

Freitag

Samstag

Sonntag

Mein Gewinn ★

Wochen - Plan

Montag

____

____

____

____

Dienstag

____

____

____

____

Mittwoch

____

____

____

____

Donnerstag

____

____

____

____

Freitag

____

____

____

____

Samstag

____

____

____

____

Sonntag

____

____

____

____

Mein Gewinn ★

To Do List

To Do's

- [ ] _________________
- [ ] _________________
- [ ] _________________
- [ ] _________________
- [ ] _________________
- [ ] _________________
- [ ] _________________
- [ ] _________________
- [ ] _________________
- [ ] _________________
- [ ] _________________
- [ ] _________________

To Do's

- [ ] _________________
- [ ] _________________
- [ ] _________________
- [ ] _________________
- [ ] _________________
- [ ] _________________
- [ ] _________________
- [ ] _________________
- [ ] _________________
- [ ] _________________
- [ ] _________________
- [ ] _________________

Gewichtsverlust Tracker

MONAT: _______________________

	Gewicht	+/-	Total		Gewicht	+/-	Total
1				16			
2				17			
3				18			
4				19			
5				20			
6				21			
7				22			
8				23			
9				24			
10				25			
11				26			
12				27			
13				28			
14				29			
15				30			
				31			

Meine Werte

DATUM: ______________________

BMI : ______________________

Taille: ______________________

Hüfte: ______________________

Oberschenkel ______________________
____

Brust: ______________________

Woche 1	Woche 2	Woche 3	Woche 4

NOTIZEN:

____

____

____

____

____

Notizen

Es kommt darauf an, den Körper mit der Seele und die Seele durch den Körper zu heilen.

Oscar Wilde

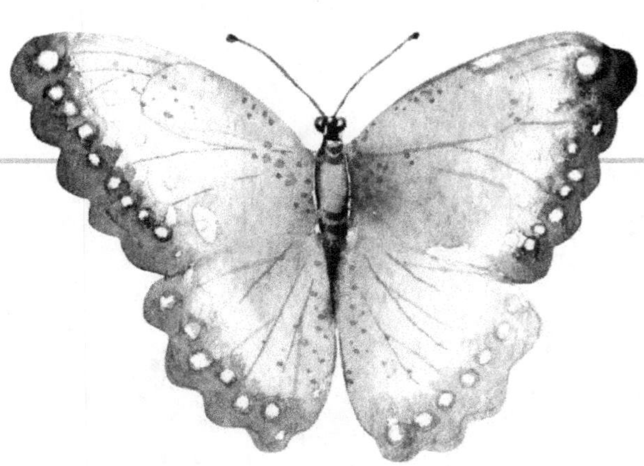

Selbst - Fürsorge

Notizen

____
____
____
____
____
____

____
____
____
____
____

____
____
____
____
____

Juli 2020

Mo	Di	Mi	Do	Fr	Sa	So
		1	2	3	4	5
6	7	8	9	10	11	12
13	14	15	16	17	18	19
20	21	22	23	24	25	26
27	28	29	30	31		

Nicht vergessen!

____

____

____

Termine

DATUM: Uhrzeit: M D M D F S S

30 Tage Wasser Challenge

Tag 1

Tag 2

Tag 3

Tag 4

Tag 5

Tag 6

Tag 7

Tag 8

Tag 9

Tag 10

Tag 11

Tag 12

Tag 13

Tag 14

Tag 15

Tag 16

Tag 17

Tag 18

Tag 19

Tag 20

Tag 21

Tag 22

Tag 23

Tag 24

Tag 25

Tag 26

Tag 27

Tag 28

Tag 29

Tag 30

Was koche ich?

Was koche ich?

Übungs - Plan

Woche	Übungs - Art	Dauer

Monatliche Fitness Ziele:

Hauptziel:

____
____
____
____

Herausforderungen

____
____
____
____

Ziel erreicht / verfehlt - Gründe warum

____
____
____
____

Notizen:

____
____
____
____

Wochen - Plan

Montag

____
____
____
____

Dienstag

____
____
____
____

Mittwoch

____
____
____
____

Donnerstag

____
____
____
____

Freitag

____
____
____
____

Samstag

____
____
____
____

Sonntag

____
____
____
____

Mein Gewinn ★

Wochen - Plan

Montag

Dienstag

Mittwoch

Donnerstag

Freitag

Samstag

Sonntag

Mein Gewinn ★

Wochen - Plan

Montag

Dienstag

Mittwoch

Donnerstag

Freitag

Samstag

Sonntag

Mein Gewinn ★

Wochen - Plan

Montag

Dienstag

Mittwoch

Donnerstag

Freitag

Samstag

Sonntag

Mein Gewinn ★

Wochen - Plan

Montag

____

____

____

____

Dienstag

____

____

____

____

Mittwoch

____

____

____

____

Donnerstag

____

____

____

____

Freitag

____

____

____

____

Samstag

____

____

____

____

Sonntag

____

____

____

____

Mein Gewinn ★

To Do List

To Do's

- [ ] _______________
- [ ] _______________
- [ ] _______________
- [ ] _______________
- [ ] _______________
- [ ] _______________
- [ ] _______________
- [ ] _______________
- [ ] _______________
- [ ] _______________
- [ ] _______________
- [ ] _______________

To Do's

- [ ] _______________
- [ ] _______________
- [ ] _______________
- [ ] _______________
- [ ] _______________
- [ ] _______________
- [ ] _______________
- [ ] _______________
- [ ] _______________
- [ ] _______________
- [ ] _______________
- [ ] _______________

Gewichtsverlust Tracker

MONAT: _______________________

	Gewicht	+/-	Total
1			
2			
3			
4			
5			
6			
7			
8			
9			
10			
11			
12			
13			
14			
15			

	Gewicht	+/-	Total
16			
17			
18			
19			
20			
21			
22			
23			
24			
25			
26			
27			
28			
29			
30			
31			

Meine Werte

DATUM: ________________________

BMI : ________________________

Taille: ________________________

Hüfte: ________________________

Oberschenkel________________________
____

Brust: ________________________

Woche 1	Woche 2	Woche 3	Woche 4

NOTIZEN:

____

____

____

____

____

____

Notizen

Es ist der Geist, der sich den Körper baut.

Friedrich Schiller

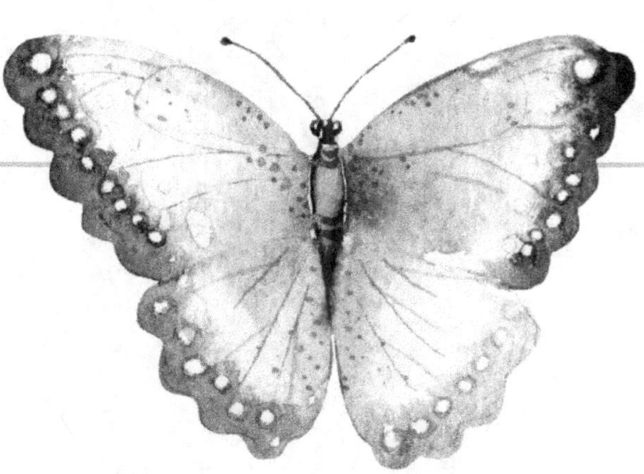

Selbst - Fürsorge

Notizen

August 2020

Mo	Di	Mi	Do	Fr	Sa	So
					1	2
3	4	5	6	7	8	9
10	11	12	13	14	15	16
17	18	19	20	21	22	23
24	25	26	27	28	29	30
31						

Nicht vergessen!

____

____

____

Termine

DATUM: Uhrzeit: M D M D F S S

30 Tage Wasser Challenge

Tag 1

Tag 2

Tag 3

Tag 4

Tag 5

Tag 6

Tag 7

Tag 8

Tag 9

Tag 10

Tag 11

Tag 12

Tag 13

Tag 14

Tag 15

Tag 16

Tag 17

Tag 18

Tag 19

Tag 20

Tag 21

Tag 22

Tag 23

Tag 24

Tag 25

Tag 26

Tag 27

Tag 28

Tag 29

Tag 30

Was koche ich?

Was koche ich?

Übungs - Plan

Woche	Übungs - Art	Dauer

Monatliche Fitness Ziele:

Hauptziel:

____
____
____
____

Herausforderungen

____
____
____
____

Ziel erreicht / verfehlt - Gründe warum

____
____
____
____

Notizen:

____
____
____

Wochen - Plan

Montag

____

____

____

____

Dienstag

____

____

____

____

Mittwoch

____

____

____

____

Donnerstag

____

____

____

____

Freitag

____

____

____

____

Samstag

____

____

____

____

Sonntag

____

____

____

____

Mein Gewinn ★

Wochen - Plan

Montag

____

____

____

____

Dienstag

____

____

____

____

Mittwoch

____

____

____

____

Donnerstag

____

____

____

____

Freitag

____

____

____

____

Samstag

____

____

____

____

Sonntag

____

____

____

____

Mein Gewinn ★

Wochen - Plan

Montag

____

____

____

____

Dienstag

____

____

____

____

Mittwoch

____

____

____

____

Donnerstag

____

____

____

____

Freitag

____

____

____

____

Samstag

____

____

____

____

Sonntag

____

____

____

Mein Gewinn ★

Wochen - Plan

Montag
____
____
____
____

Dienstag
____
____
____
____

Mittwoch
____
____
____
____

Donnerstag
____
____
____
____

Freitag
____
____
____
____

Samstag
____
____
____
____

Sonntag
____
____
____
____

Mein Gewinn ★

Wochen - Plan

Montag

____

____

____

____

Dienstag

____

____

____

____

Mittwoch

____

____

____

____

Donnerstag

____

____

____

____

Freitag

____

____

____

____

Samstag

____

____

____

____

Sonntag

____

____

____

____

Mein Gewinn ★

To Do List

To Do's

- ☐ ______________
- ☐ ______________
- ☐ ______________
- ☐ ______________
- ☐ ______________
- ☐ ______________
- ☐ ______________
- ☐ ______________
- ☐ ______________
- ☐ ______________
- ☐ ______________
- ☐ ______________

To Do's

- ☐ ______________
- ☐ ______________
- ☐ ______________
- ☐ ______________
- ☐ ______________
- ☐ ______________
- ☐ ______________
- ☐ ______________
- ☐ ______________
- ☐ ______________
- ☐ ______________
- ☐ ______________

Gewichtsverlust Tracker

MONAT: _______________________

	Gewicht	+/-	Total
1			
2			
3			
4			
5			
6			
7			
8			
9			
10			
11			
12			
13			
14			
15			

	Gewicht	+/-	Total
16			
17			
18			
19			
20			
21			
22			
23			
24			
25			
26			
27			
28			
29			
30			
31			

Meine Werte

DATUM: ______________________

BMI : ______________________

Taille: ______________________

Hüfte: ______________________

Oberschenkel______________________
____

Brust: ______________________

Woche 1	Woche 2	Woche 3	Woche 4

NOTIZEN:

____

____

____

____

____

Notizen

Neun Zehntel unseres Glücks beruhen allein auf der Gesundheit.

Arthur Schopenhauer

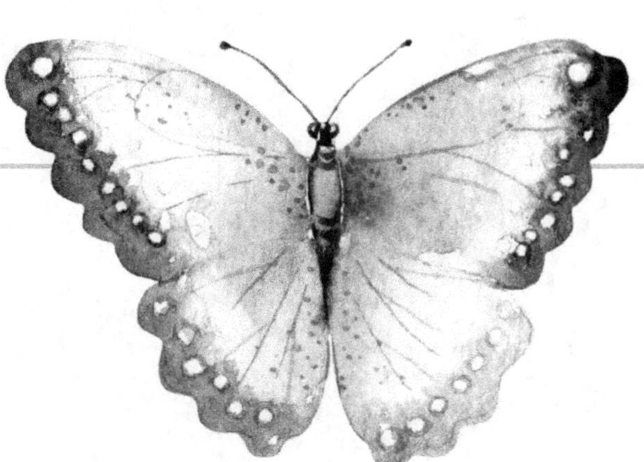

Selbst - Fürsorge

Notizen

____
____
____
____
____

____
____
____
____

____
____
____
____

September 2020

Mo	Di	Mi	Do	Fr	Sa	So
	1	2	3	4	5	6
7	8	9	10	11	12	13
14	15	16	17	18	19	20
21	22	23	24	25	26	27
28	29	30				

Nicht vergessen!

____

____

____

Termine

DATUM: Uhrzeit: M D M D F S S

30 Tage Wasser Challenge

Tag 1	Tag 16
Tag 2	Tag 17
Tag 3	Tag 18
Tag 4	Tag 19
Tag 5	Tag 20
Tag 6	Tag 21
Tag 7	Tag 22
Tag 8	Tag 23
Tag 9	Tag 24
Tag 10	Tag 25
Tag 11	Tag 26
Tag 12	Tag 27
Tag 13	Tag 28
Tag 14	Tag 29
Tag 15	Tag 30

Was koche ich?

Was koche ich?

Übungs - Plan

Woche	Übungs - Art	Dauer

Monatliche Fitness Ziele:

Hauptziel:

____
____
____
____

Herausforderungen

____
____
____
____

Ziel erreicht / verfehlt - Gründe warum

____
____
____
____

Notizen:

____
____
____
____

Wochen - Plan

Montag

Dienstag

Mittwoch

Donnerstag

Freitag

Samstag

Sonntag

Mein Gewinn ★

Wochen - Plan

Montag

Dienstag

Mittwoch

Donnerstag

Freitag

Samstag

Sonntag

Mein Gewinn ★

Wochen - Plan

Montag

Dienstag

Mittwoch

Donnerstag

Freitag

Samstag

Sonntag

Mein Gewinn ★

Wochen - Plan

Montag

Dienstag

Mittwoch

Donnerstag

Freitag

Samstag

Sonntag

Mein Gewinn ★

Wochen - Plan

Montag

____
____
____
____

Dienstag

____
____
____
____

Mittwoch

____
____
____
____

Donnerstag

____
____
____
____

Freitag

____
____
____
____

Samstag

____
____
____
____

Sonntag

____
____
____
____

Mein Gewinn ★

To Do List

To Do's

- ☐ ___________
- ☐ ___________
- ☐ ___________
- ☐ ___________
- ☐ ___________
- ☐ ___________
- ☐ ___________
- ☐ ___________
- ☐ ___________
- ☐ ___________
- ☐ ___________
- ☐ ___________

To Do's

- ☐ ___________
- ☐ ___________
- ☐ ___________
- ☐ ___________
- ☐ ___________
- ☐ ___________
- ☐ ___________
- ☐ ___________
- ☐ ___________
- ☐ ___________
- ☐ ___________
- ☐ ___________

Gewichtsverlust Tracker

MONAT: ________________________

	Gewicht	+/-	Total
1			
2			
3			
4			
5			
6			
7			
8			
9			
10			
11			
12			
13			
14			
15			

	Gewicht	+/-	Total
16			
17			
18			
19			
20			
21			
22			
23			
24			
25			
26			
27			
28			
29			
30			
31			

Meine Werte

DATUM: _____________________

BMI : _____________________

Taille: _____________________

Hüfte: _____________________

Oberschenkel_____________________
____

Brust: _____________________

Woche 1	Woche 2	Woche 3	Woche 4

NOTIZEN:

____

____

____

____

____

____

____

Notizen

Kümmere dich um deinen Körper. Es ist der einzige Ort,
den du zum Leben hast.

Jim Rohn

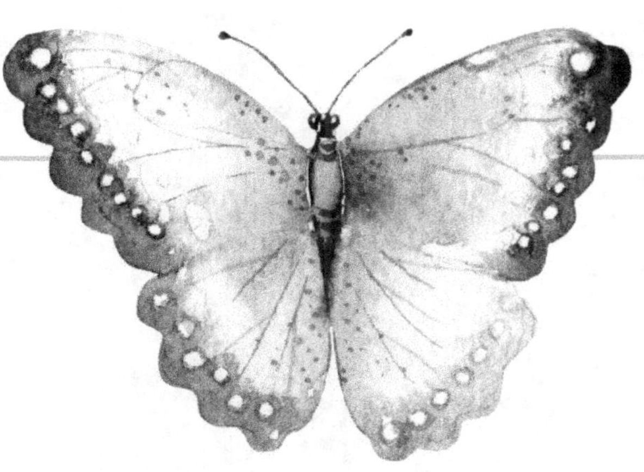

Selbst - Fürsorge

Notizen

Oktober 2020

Mo	Di	Mi	Do	Fr	Sa	So
			1	2	3	4
5	6	7	8	9	10	11
12	13	14	15	16	17	18
19	20	21	22	23	24	25
26	27	28	29	30	31	

Nicht vergessen!

____

____

____

Termine

DATUM: Uhrzeit: M   D   M   D   F   S   S

30 Tage Wasser Challenge

Tag 1

Tag 2

Tag 3

Tag 4

Tag 5

Tag 6

Tag 7

Tag 8

Tag 9

Tag 10

Tag 11

Tag 12

Tag 13

Tag 14

Tag 15

Tag 16

Tag 17

Tag 18

Tag 19

Tag 20

Tag 21

Tag 22

Tag 23

Tag 24

Tag 25

Tag 26

Tag 27

Tag 28

Tag 29

Tag 30

Was koche ich?

Was koche ich?

Übungs - Plan

Woche	Übungs - Art	Dauer

Monatliche Fitness Ziele:

Hauptziel:

____

____

____

____

Herausforderungen

____

____

____

____

Ziel erreicht / verfehlt - Gründe warum

____

____

____

____

Notizen:

____

____

____

____

Wochen - Plan

Montag

____
____
____
____

Dienstag

____
____
____
____

Mittwoch

____
____
____
____

Donnerstag

____
____
____
____

Freitag

____
____
____
____

Samstag

____
____
____
____

Sonntag

____
____
____
____

Mein Gewinn ★

Wochen - Plan

Montag

____

____

____

____

Dienstag

____

____

____

____

Mittwoch

____

____

____

____

Donnerstag

____

____

____

____

Freitag

____

____

____

____

Samstag

____

____

____

____

Sonntag

____

____

____

____

Mein Gewinn ★

Wochen - Plan

Montag

Dienstag

Mittwoch

Donnerstag

Freitag

Samstag

Sonntag

Mein Gewinn ★

Wochen - Plan

Montag

Dienstag

Mittwoch

Donnerstag

Freitag

Samstag

Sonntag

Mein Gewinn ★

Wochen - Plan

Montag

____
____
____
____

Dienstag

____
____
____
____

Mittwoch

____
____
____
____

Donnerstag

____
____
____
____

Freitag

____
____
____
____

Samstag

____
____
____
____

Sonntag

____
____
____
____

Mein Gewinn ★

To Do List

To Do's

- [ ] _______________
- [ ] _______________
- [ ] _______________
- [ ] _______________
- [ ] _______________
- [ ] _______________
- [ ] _______________
- [ ] _______________
- [ ] _______________
- [ ] _______________
- [ ] _______________
- [ ] _______________

To Do's

- [ ] _______________
- [ ] _______________
- [ ] _______________
- [ ] _______________
- [ ] _______________
- [ ] _______________
- [ ] _______________
- [ ] _______________
- [ ] _______________
- [ ] _______________
- [ ] _______________
- [ ] _______________

Gewichtsverlust Tracker

MONAT: _______________________

	Gewicht	+/-	Total		Gewicht	+/-	Total
1				16			
2				17			
3				18			
4				19			
5				20			
6				21			
7				22			
8				23			
9				24			
10				25			
11				26			
12				27			
13				28			
14				29			
15				30			
				31			

Meine Werte

DATUM: _____________________

BMI : _____________________

Taille: _____________________

Hüfte: _____________________

Oberschenkel_____________________
____

Brust: _____________________

Woche 1	Woche 2	Woche 3	Woche 4

NOTIZEN:

____

____

____

____

____

____

Notizen

Da es sehr förderlich für die Gesundheit ist, habe ich beschlossen glücklich zu sein.

Voltaire

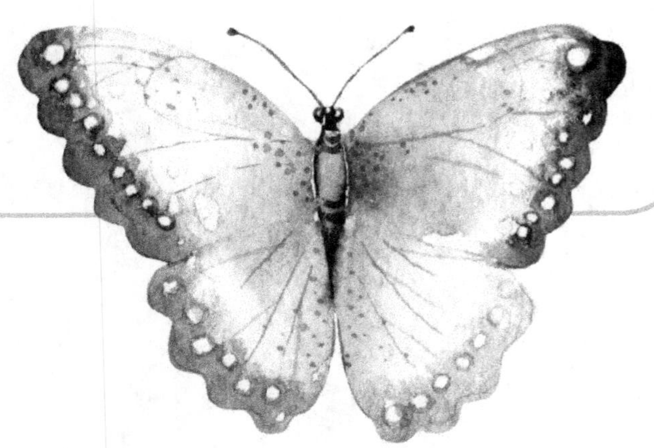

Selbst - Fürsorge

Notizen

November 2020

Mo	Di	Mi	Do	Fr	Sa	So
						1
2	3	4	5	6	7	8
9	10	11	12	13	14	15
16	17	18	19	20	21	22
23	24	25	26	27	28	29
30						

Nicht vergessen!

____

____

____

Termine

DATUM: Uhrzeit: M D M D F S S

30 Tage Wasser Challenge

Tag 1

Tag 2

Tag 3

Tag 4

Tag 5

Tag 6

Tag 7

Tag 8

Tag 9

Tag 10

Tag 11

Tag 12

Tag 13

Tag 14

Tag 15

Tag 16

Tag 17

Tag 18

Tag 19

Tag 20

Tag 21

Tag 22

Tag 23

Tag 24

Tag 25

Tag 26

Tag 27

Tag 28

Tag 29

Tag 30

Was koche ich?

Was koche ich?

Übungs - Plan

Woche	Übungs - Art	Dauer

Monatliche Fitness Ziele:

Hauptziel:

____
____
____
____

Herausforderungen

____
____
____
____

Ziel erreicht / verfehlt - Gründe warum

____
____
____
____

Notizen:

____
____
____
____

Wochen - Plan

Montag

____

Dienstag

____

Mittwoch

____

Donnerstag

____

Freitag

____

Samstag

____

Sonntag

____

Mein Gewinn ★

Wochen - Plan

Montag

Dienstag

Mittwoch

Donnerstag

Freitag

Samstag

Sonntag

Mein Gewinn ★

Wochen - Plan

Montag

____
____
____
____

Dienstag

____
____
____
____

Mittwoch

____
____
____
____

Donnerstag

____
____
____
____

Freitag

____
____
____
____

Samstag

____
____
____
____

Sonntag

____
____
____
____

Mein Gewinn ★

Wochen - Plan

Montag

Dienstag

Mittwoch

Donnerstag

Freitag

Samstag

Sonntag

Mein Gewinn ★

Wochen - Plan

Montag

Dienstag

Mittwoch

Donnerstag

Freitag

Samstag

Sonntag

Mein Gewinn ★

To Do List

To Do's

- ☐ _______________
- ☐ _______________
- ☐ _______________
- ☐ _______________
- ☐ _______________
- ☐ _______________
- ☐ _______________
- ☐ _______________
- ☐ _______________
- ☐ _______________
- ☐ _______________
- ☐ _______________

To Do's

- ☐ _______________
- ☐ _______________
- ☐ _______________
- ☐ _______________
- ☐ _______________
- ☐ _______________
- ☐ _______________
- ☐ _______________
- ☐ _______________
- ☐ _______________
- ☐ _______________
- ☐ _______________

Gewichtsverlust Tracker

MONAT: _______________________

	Gewicht	+/-	Total		Gewicht	+/-	Total
1				16			
2				17			
3				18			
4				19			
5				20			
6				21			
7				22			
8				23			
9				24			
10				25			
11				26			
12				27			
13				28			
14				29			
15				30			
				31			

Meine Werte

DATUM: _______________________

BMI : _____________________

Taille: ___________________

Hüfte: _____________________

Oberschenkel________________
____

Brust: ___________________

Woche 1	Woche 2	Woche 3	Woche 4

NOTIZEN:

____

____

____

____

____

____

Notizen

Der größte Reichtum ist Gesundheit.

Emerson

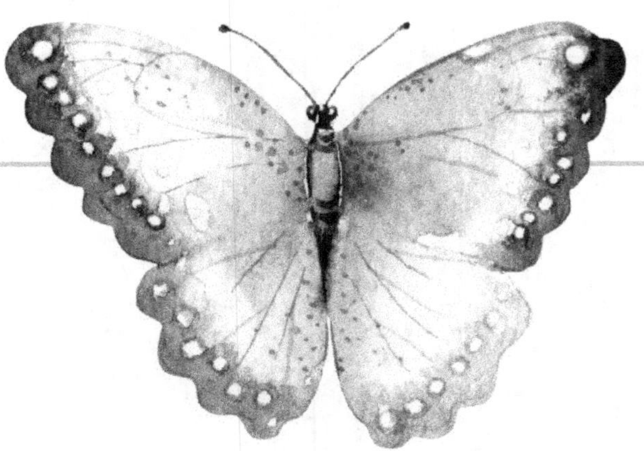

Selbst - Fürsorge

Notizen

Dezember 2020

Mo	Di	Mi	Do	Fr	Sa	So
	1	2	3	4	5	6
7	8	9	10	11	12	13
14	15	16	17	18	19	20
21	22	23	24	25	26	27
28	29	30	31			

Nicht vergessen!

____

____

____

Termine

DATUM: Uhrzeit: M   D   M   D   F   S   S

30 Tage Wasser Challenge

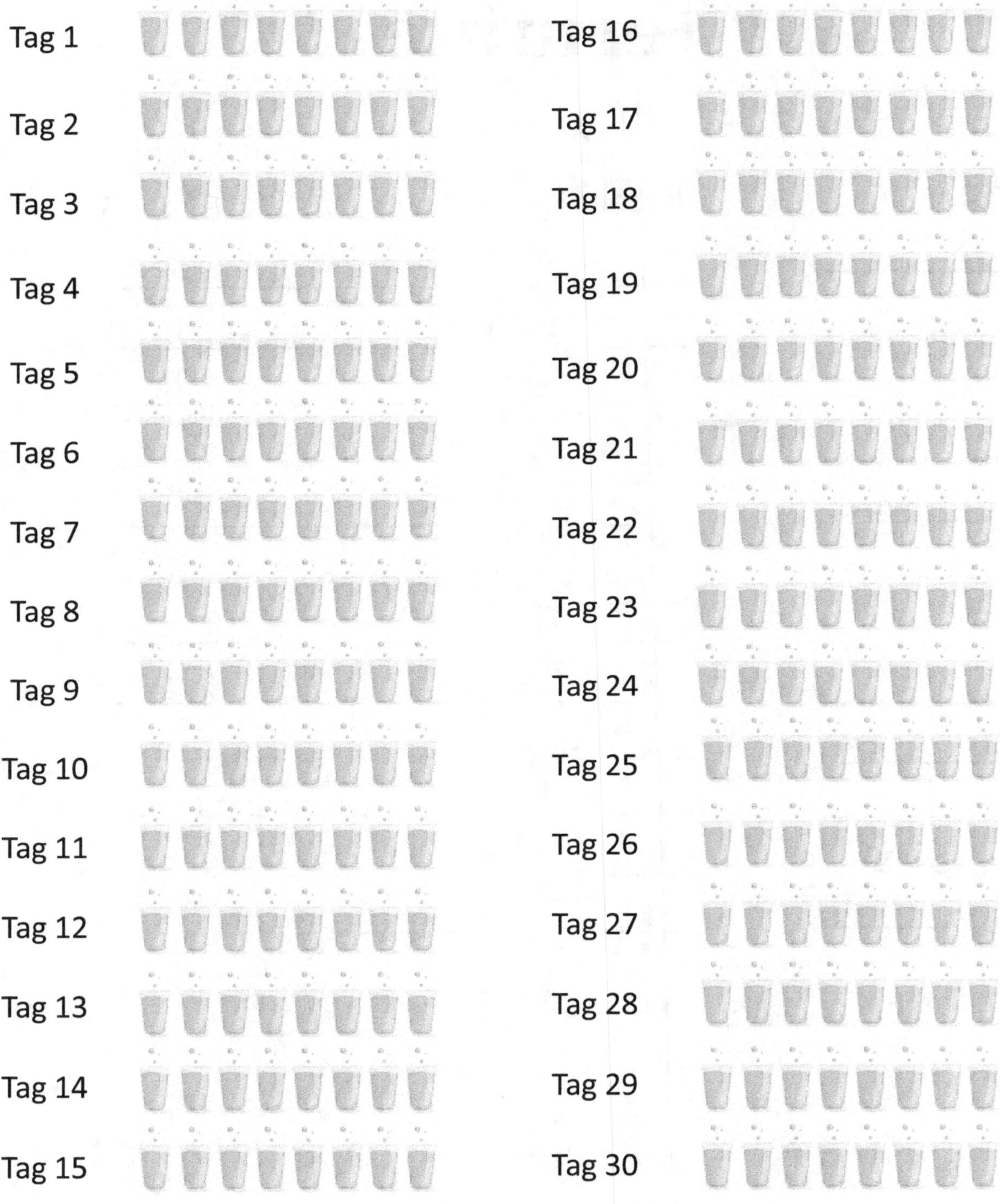

Tag 1

Tag 2

Tag 3

Tag 4

Tag 5

Tag 6

Tag 7

Tag 8

Tag 9

Tag 10

Tag 11

Tag 12

Tag 13

Tag 14

Tag 15

Tag 16

Tag 17

Tag 18

Tag 19

Tag 20

Tag 21

Tag 22

Tag 23

Tag 24

Tag 25

Tag 26

Tag 27

Tag 28

Tag 29

Tag 30

Was koche ich?

Was koche ich?

Übungs - Plan

Woche	Übungs - Art	Dauer

Monatliche Fitness Ziele:

Hauptziel:

____

____

____

____

Herausforderungen

____

____

____

____

Ziel erreicht / verfehlt - Gründe warum

____

____

____

____

Notizen:

____

____

____

____

Wochen - Plan

Montag

____

____

____

____

Dienstag

____

____

____

____

Mittwoch

____

____

____

____

Donnerstag

____

____

____

____

Freitag

____

____

____

____

Samstag

____

____

____

____

Sonntag

____

____

____

____

Mein Gewinn ★

Wochen - Plan

Montag

____
____
____
____

Dienstag

____
____
____
____

Mittwoch

____
____
____
____

Donnerstag

____
____
____
____

Freitag

____
____
____
____

Samstag

____
____
____
____

Sonntag

____
____
____
____

Mein Gewinn ★

Wochen - Plan

Montag

Dienstag

Mittwoch

Donnerstag

Freitag

Samstag

Sonntag

Mein Gewinn ★

Wochen - Plan

Montag

Dienstag

Mittwoch

Donnerstag

Freitag

Samstag

Sonntag

Mein Gewinn ★

Wochen - Plan

Montag

____

Dienstag

____

Mittwoch

____

Donnerstag

____

Freitag

____

Samstag

____

Sonntag

____

Mein Gewinn ★

To Do List

To Do's

- [ ] _______________
- [ ] _______________
- [ ] _______________
- [ ] _______________
- [ ] _______________
- [ ] _______________
- [ ] _______________
- [ ] _______________
- [ ] _______________
- [ ] _______________
- [ ] _______________
- [ ] _______________

To Do's

- [ ] _______________
- [ ] _______________
- [ ] _______________
- [ ] _______________
- [ ] _______________
- [ ] _______________
- [ ] _______________
- [ ] _______________
- [ ] _______________
- [ ] _______________
- [ ] _______________
- [ ] _______________

Gewichtsverlust Tracker

MONAT: ______________________

	Gewicht	+/-	Total
1			
2			
3			
4			
5			
6			
7			
8			
9			
10			
11			
12			
13			
14			
15			

	Gewicht	+/-	Total
16			
17			
18			
19			
20			
21			
22			
23			
24			
25			
26			
27			
28			
29			
30			
31			

Meine Werte

DATUM: _________________________

BMI : _________________________

Taille: _________________________

Hüfte: _________________________

Oberschenkel_________________________
____

Brust: _________________________

Woche 1	Woche 2	Woche 3	Woche 4

NOTIZEN:

____

____

____

____

____

____

Notizen